DU MÉCANISME

DE LA

RÉTENTION D'URINE

CHEZ LES VIEILLARDS

PAR

LE Dr FÉLIX BRON,

CHEVALIER DE L'EPERON D'OR,

Ancien chef de clinique chirurgicale, lauréat de l'École de médecine,

Ancien interne des hôpitaux de Lyon, membre de la société impériale de médecine

Et de la société des sciences médicales de Lyon,

Membre correspondant de la société de édecine et de chirurgie de Montpellier, de Bordeaux, etc.

La précision est le cachet de la science.

(X. DELORE. *Discours d'installation
à la présidence de la société des sciences médicales de Lyon.*)

PARIS

IMPRIMERIE DE AD. LAINÉ ET J. HAVARD

RUE DES SAINTS-PÈRES, 19

1867

A MONSIEUR

LE

DOCTEUR AUGUSTE MERCIER.

Je vous dédie ce travail, — comme un fils dédie sa thèse inaugurale à son père, — en souvenir de l'instruction qu'il lui a donnée.

Acceptez, Monsieur, cet hommage en reconnaissance de celle que j'ai puisée dans vos travaux.

Dʳ Félix **BRON**.

DU MÉCANISME

DE LA

RÉTENTION D'URINE

CHEZ LES VIEILLARDS.

————— o —————

> La précision est le cachet de la science.
>
> (X. DELORE. *Disc. d'installat. à la présidence
> de la Soc. des sc. médicales de Lyon.*)

S'il est une chose utile, c'est incontestablement l'étude directe de la maladie sur le cadavre : elle nous apprend la nature du mal, nous montre sa marche et nous en explique les symptômes.

A ce triple point de vue, j'ai cru devoir présenter à la Société des sciences médicales la pièce pathologique dont je vais faire la description. Je l'ai trouvée à l'hospice de la Charité, chez un vieillard sur la vie duquel je n'ai pu avoir aucun renseignement, si ce n'est qu'il avait eu, les trois derniers jours, une rétention d'urine qui avait nécessité le cathétérisme.

Les débats provoqués par cette présentation combleront cette lacune involontaire et nous permettront, j'espère, de tirer quelques conclusions, chemin faisant.

Observation nécroscopique.

La prostate a presque le volume du poing. Sa forme est à peu de chose près celle qu'elle a à l'état normal, c'est-à-dire la forme d'une pyramide tronquée dont la base est du côté de la vessie et le sommet du côté de l'urètre.

Sa consistance rappelle à la main celle du caoutchouc.

Sa face antérieure est arrondie ; on n'y trouve aucune ligne de démarcation entre les masses latérales qui s'y confondent.

Sa face postérieure est aplatie. On y voit les deux lobes latéraux se rapprocher en bas et s'éloigner en haut. Cette disposition donne à cette face la forme d'un cœur à jouer. Ce côté de la glande, qui correspond au rectum, est plus grand que l'autre qui est du côté du pubis.

Du côté droit, nous avons trouvé un petit calcul de la forme et de la grosseur d'un pois. Il était perdu au milieu d'un lacis veineux, et il nous a été impossible, après l'avoir détaché involontairement, de reconnaître s'il était logé dans l'enveloppe vasculaire ou dans les muscles.

Nous incisons la pièce ; deux choses nous frappent tout d'abord : 1° l'épaisseur des parois prostatiques où nous ne rencontrons qu'un tissu mollasse et d'apparence glanduleuse ; — 2° une tumeur sous forme de bourrelet autour de l'ouverture vésico-urétrale, faisant saillie dans la cavité vésicale. Elle se prolonge inférieurement et manque dans sa partie supérieure.

Le lobe latéral gauche est un peu plus développé que le droit. Il y a entre l'un et l'autre la différence d'une grosse noix à un petit citron. Nous ne pouvons toutefois bien spécifier la limite de chacun, car ils se confondaient, et nous sommes obligé de nous en rapporter à l'incision qui a été faite autant que fpossible sur la ligne médiane.

Çà et là on voit sur la face urétrale de chaque lobe quelques petites proéminences plus ou moins marquées, grandes comme l'ongle, molles au toucher et donnant la sensation du tissu glandulaire. — Sur le lobe droit, une petite glande de la grosseur d'un haricot qui, dans le principe, a certainement été une proéminence, comme celles que nous signalons, se trouve flottante dans le canal, retenue seulement par son pédicule exclusivement formé par la muqueuse. — Cette portion glandulaire s'est spontanément énucléée, et peut avoir été pour quelque chose dans la rétention d'urine des trois derniers jours.

La portion médiane qui fait saillie dans la vessie a une épaisseur de près de deux centimètres, égale à sa base et à son sommet. Quoique logée exclusivement dans la cavité vésicale, elle est peu mobile; et comme les dimensions sont disproportionnées à l'écartement des lobes latéraux auxquels elle se joint de chaque côté, elle est coupée dans sa longueur par quatre rainures, résultat de la courbure brusque qu'elle est obligée de décrire autour de l'ouverture vésico-urétrale. Elle forme là une espèce de gouttière qui, même par la pression du doigt, ne peut avoir le jeu d'une valvule et oblitérer l'orifice de l'urètre.

Le canal ne présente point d'altération dans aucune région. A la base seulement du lobe moyen, il existe deux fausses routes qui arrivent l'une sous le trigone, l'autre dans la vessie. Cette dernière est très-oblique. De la région membraneuse au verumontanum, l'urètre suit sa direction normale; mais là il se recourbe brusquement en haut. Avec une sonde droite, on vient heurter la base du lobe moyen qu'on évite facilement avec une bougie courbe. Cette circonstance nous explique la création des deux fausses routes dont nous venons de parler.

Du verumontanum à la vessie, il y a près de quatre centimètres, distance plus grande qu'à l'état normal et qui tient au développement des lobes latéraux. Le col de la vessie se trouve donc ainsi remonté de toute la longueur de l'hypertrophie prostatique.

La vessie ne paraît pas malade ; elle ne présente ni cellules ni colonnes, et a une épaisseur qui n'a rien d'exagéré. Le bas-fond lui-même, où l'urine séjourne forcément quand elle n'a pas une issue facile, ne paraît pas altéré. — Cette immunité tient certainement à ce que les parois ont pu se rétracter après chaque besoin satisfait (1).

Telle est la description de la pièce où les yeux suffisent pour apprécier chacune de ses particularités. Mais, si nous abordons l'étude de sa structure, nous sommes amenés à des considérations d'un autre ordre.

Et d'abord, de quelle nature est cette prostate? Est-elle musculeuse? — Nous voyons bien à sa surface des fibres musculaires, mais elles ne lui appartiennent pas en propre, puisqu'elles recouvrent aussi la vessie. Il ne nous paraît pas qu'elles envoient non plus des prolongements dans l'intérieur de l'organe. Nous ne pouvons donc pas admettre l'opinion de M. Forster qui attribue le volume de la prostate à une hypergénèse des fibres musculaires. — Nous n'en avons pas du moins un exemple sous les yeux.

Est-elle pierreuse? Le calcul que nous avons trouvé pourrait le faire soupçonner; mais il était en dehors de la glande dans les muscles ou les vaisseaux qui l'entourent : c'était un myolithe, je crois!

M. Sappey attribue une grande importance aux calculs microscopiques de la prostate. Sous l'influence de l'âge, dit-il, ils augmentent de nombre et de volume; ils cessent de flotter dans le liquide de chaque cul-de-sac, s'accolent à leurs parois et les distendent.

Peu familier avec les études microscopiques, je ne puis contrôler cette opinion par les mêmes moyens. Mais il me semble que si le volume de la prostate est occasionné exclusivement par la production de calculs, il faut que la cause soit toujours en rapport avec l'effet produit. Or, si gros qu'ils soient, ils atteignent rarement le volume d'une tête d'épingle. Ils remplissent alors la cavité qui les renferme et empêchent de nouvelles sécrétions.

Comment admettre alors qu'ils puissent produire des valvules hautes de près de deux centimètres? — Bien plus, si cette cause était générale, il nous arriverait fréquemment de rencontrer, par

(1) C'est cette dernière phrase, incidente dans ma description, qui a motivé la discussion sur la rétention d'urine.

le fait de l'agglomération de toute cette matière calculeuse, une pierre à la place de la prostate. — Ce n'est donc pas encore là que nous trouverons la vérité.

M. Dodeuil rapproche l'altération prostatique sénile du squirrhe de la mamelle. Pour lui, la transformation de la prostate présente deux phases. Dans la première, les culs-de-sac glandulaires, qui paraissent plus volumineux, sont entourés de nombreux éléments embryoplastiques, rudiments du tissu fibreux qui ne tarde pas à paraître. Ce tissu se développe dans la deuxième période et finit par étouffer les éléments sécréteurs vasculaires et épithéliaux.

Il peut se faire que les choses se passent ainsi dans bien des cas ; et comme le travail de M. Dodeuil paraît renfermer les idées le plus récemment et généralement admises, notre pièce anatomique est d'autant plus remarquable qu'elle ne paraît nullement rentrer dans cette dernière classe de prostates fibreuses.

Ce rapprochement avec le squirrhe est du reste bien ancien, puisque Riolan, Chopart, Desault, considéraient déjà la prostate comme squirrheuse. Cette idée vient aussi à quiconque incise une prostate altérée par l'âge, parce que généralement elle est dure au toucher et qu'elle crie sous le scalpel comme le squirrhe. C'est du moins fréquent. Remarquons cependant qu'elle n'en a pas l'homogénéité et qu'elle n'a aucune tendance à l'ulcération.

Mais laissons pour un moment toutes ces considérations de côté pour étudier cliniquement, et avec nos yeux, les modifications que l'âge amène dans la glande.

Il est rare de trouver sur le cadavre d'un vieillard une prostate ayant son volume normal : elle est presque toujours plus grosse.

Si on la presse entre les doigts, on reconnaît que souvent elle est dure, quelquefois molle, et cela indépendamment de l'âge du sujet. — Ces deux variétés, que nous a fait connaître M. Mercier, ont du reste leurs caractères propres.

Dans la première, le développement s'est presque toujours fait d'une manière irrégulière ; elle résiste à la pression et crie sous le scalpel. Sa couleur est d'un blanc mat, et les granulations, moins volumineuses que dans les engorgements mous, s'isolent plus facilement et sont séparées par des cloisons fibro-celluleuses.

Dans la seconde variété, au contraire, la prostate acquiert un volume relativement plus considérable et se développe générale-

*

ment d'une manière uniforme. Le tissu cède à la pression du doigt qui a la sensation d'élastique. Elle est formée par l'agglomération des granulations qui peuvent s'isoler les unes des autres de manière à ce qu'elles ne tiennent que par le pédicule. (Mercier.)

C'est dans cette catégorie que doit être rangée la pièce que nous avons sous les yeux, et les petits mamelons que nous observons çà et là sur la surface urétrale, y compris le lobule flottant que nous avons décrit dans la partie anatomique de cette observation, en sont des exemples à différents degrés.

De chaque granulation il sort un peu de liquide blanchâtre plus abondant dans les engorgements mous que dans les autres, et qui se traduit souvent chez les vieillards par un écoulement urétral.

A quelle cause pouvons-nous rattacher cette altération?

La glande se développe-t-elle sous l'influence syphilitique ? — Bien des individus n'ont jamais eu la syphilis qui ont une affection prostatique, — et celle-ci survient à un âge où l'on ne peut considérer ces deux maladies comme liées entre elles.

Ce que nous disons de la syphilis s'applique à la blennorrhagie dont l'influence est cependant plus directe. Il n'est pas impossible que l'inflammation se propage jusqu'à la prostate et qu'elle provoque une augmentation de volume. Mais autre chose est l'altération que nous constatons chez les vieillards et l'inflammation, où la blancheur a disparu, où les cloisons fibreuses sont injectées, où les granulations ont perdu leur élasticité. En admettant même cette cause, pouvons-nous admettre que la blennorrhagie ait laissé là un levain qui ne se développe aussi que quinze à vingt ans après? Ce serait contraire à l'observation journalière, où l'inflammation disparaît dès que la cause a cessé d'agir.

Il en est de même des excès vénériens et de la masturbation, — qui reparaît dans l'étiologie de presque toutes les maladies.

Quant aux rétrécissements de l'urètre que les classiques rangent parmi les causes de l'altération prostatique, il n'en est rien ; car ces deux maladies coïncident rarement sur le même sujet. L'observation porte au contraire à croire qu'elles s'excluent mutuellement. (Voy. *Du rôle de l'élément mécanique dans la production, la persistance et la guérison spontanée des rétrécissements de l'urètre. — Mém., Lyon, 1864.*)

Dans tous les cas, toutes ces causes agiraient en provoquant l'in-flammation, et nous n'en voyons pas de traces.

L'idée d'inflammation doit donc être rejetée comme celle de dia-thèse.

En résumé, le volume que nous constatons ne peut être attribué ni à l'hypergénèse des fibres musculaires, ni à des calculs agglo-mérés, ni à la dégénérescence fibreuse ou squirrheuse.

Si nous rapprochons de ce diagnostic par élimination cette ob-servation, que la glande a grossi sans changer de nature, comme l'a témoigné l'examen microscopique qu'en a fait le docteur Per-roud; qu'habituellement elle se développe sans douleur et sans autre signe que le dérangement mécanique qui survient dans l'ex-crétion urinaire, nous pouvons conclure, avec M. Mercier, que le volume de la prostate est dû exclusivement à l'*hypertrophie.*

Cette présentation, tout anatomique, a donné lieu, à la Société des sciences médicales de Lyon, à une discussion intéressante au point de vue pathologique, où des opinions bien différentes ont été émises sur les rétentions d'urine.

Le procès-verbal en a été publié; mais le comité de publication n'a fait paraître qu'une partie de la discussion dans la *Gazette médicale de Lyon, du* 16 *février* 1867.

Malgré ces coupures, je ne *m'appuierai,* dans le développe-ment que je vais donner à cette question, que *sur ce qu'il a pu-blié lui-même :* ce sera là ma base. En reprenant l'analyse des idées qui se sont fait jour au sujet du malade et de la maladie, nous apprécierons mieux la pensée de chacun; cela servira de com-mentaires à l'observation, cela la complétera peut-être, et à coup sûr cela la rendra plus instructive.

M. Delore, chirurgien en chef de la Charité, qui avait soigné le malade, nous a donné les renseignements qui nous manquaient. Rien n'était plus intéressant que de compléter cette observation nécroscopique par la connaissance de ce qui s'était passé dans la vie, et nous devions attacher aux renseignements de M. Delore une importance d'autant plus grande que ce malade était un ancien serviteur de sa famille et qu'il l'avait suivi depuis longtemps.

Il nous a appris : « Qu'il avait, à trois centimètres du méat, un rétrécissement qui n'admettait qu'une sonde de trois millimètres;

que le malade ne pouvait uriner sans se sonder depuis de longues années, et qu'il se servait de préférence de sondes droites ; — que ce rétrécissement, au lieu d'aller en diminuant, avait toujours augmenté, et que finalement il avait occasionné la mort. » *(Gaz. méd. de Lyon*, p. 84-86.)

Mais une difficulté se présente (1), c'est que ni M. Diday, ni M. La royenne, ni personne, et pas même M. Aubert, interne de M. Delore, n'ont pu découvrir trace de rétrécissement sur la pièce anatomique. M. Dron y a bien cru trouver une diminution du méat ; mais comme le malade, suivant le dire même de M. Delore, se passait des sondes de 7 à 8 millimètres de diamètre (p. 86), peut-on admettre qu'il fût véritablement rétréci ? Peut-on, d'un autre côté, admettre avec ce dernier que le rétrécissement avait disparu après la mort ? Cette opinion ne peut se soutenir aujourd'hui.

Et d'ailleurs pourquoi vouloir à toute force que le malade soit mort d'un rétrécissement qu'on ne voit pas, et ne pas parler de sa prostate, la seule chose qui nous reste de lui ?

Je passerais volontiers sous silence ces détails de l'observation, s'ils n'avaient conduit à la négation des découvertes de M. Mercier, découvertes considérées comme « résultat d'une théorie trop exclusive » (*Gaz. méd. de Lyon*, p. 85).

Comme on vient de le voir dans la description anatomique, la vessie n'était presque pas malade ; le canal ne l'était pas du tout. Or, comme chacun sait que les lésions de la vessie ne sont la plupart que consécutives au séjour forcé de l'urine, j'étais en droit de dire que ce malade,—que je ne connaissais pas d'ailleurs,—n'avait pas dû souffrir du besoin d'uriner. Je n'avais pas à insister sur ce point ; il m'importait peu aussi de savoir s'il vidait sa vessie normalement ou artificiellement au moyen des sondes ; je constatais simplement ce fait, *que le besoin avait été habituellement satisfait.*

C'est cette assertion qui a servi de thème à mes contradicteurs.

Je devais ces quelques renseignements avant d'entrer en matière, pour n'avoir plus à invoquer cette observation un peu confuse de

---

(1) V. la pièce anatomique déposée au musée de l'École de médecine, G a du catalogue supplémentaire.

M. Delore, quoiqu'elle fût devenue la base de défis qui m'ont été portés de diagnostiquer un passé par l'examen d'une pièce pathologique.

Revenons à notre sujet! c'est le cas de le dire; car les renseignements de M. Delore ont paru si étranges et si en désaccord avec la pièce anatomique qu'avant de s'engager dans la discussion à la Société des sciences médicales, on a discuté l'identité du malade! (*Gaz. méd. de Lyon*, p. 84). Occupons-nous donc exclusivement de la·prostate, puisque le développement de cette glande est la seule lésion que nous ayons constatée.

Le dérangement de l'excrétion urinaire est commun chez les vieillards, et, chez presque tous, il est la conséquence du développement de la glande prostate.

Chez les uns, ce dérangement se manifeste par de la simple difficulté pour uriner : l'urine sort lentement et à petit jet. — Chez d'autres, elle sort incomplétement ou pas du tout. Dans une autre catégorie de malades, l'urine sort au contraire involontairement, constamment ou par intervalles. De telle sorte qu'on observe, sous l'influence de la même cause, et à tous les degrés, deux effets diamétralement opposés : la *rétention* et l'*incontinence*.

Pour quiconque n'étudie pas le jeu de l'excrétion urinaire au niveau du col de la vessie, et n'analyse pas l'influence des formes variées que prend la prostate en se développant, il y a là quelque chose de choquant, de voir des causes identiques, se produisant dans des circonstances analogues, amener des effets différents. Mais tout se débrouille quand on voit les choses de près, et se réduit à une question de forme, où la santé générale et les prédispositions particulières n'ont pas la moindre influence.

Voyons, avant tout, comment, à l'état sain, l'urine est retenue dans la vessie. L'orifice urétro-vésical est-il circulaire, froncé comme l'anus, par exemple, à qui on le compare souvent? — Non, il n'en a ni la forme ni le mécanisme. Il est triangulaire et présente deux bords latéraux et un bord postérieur, souvent saillant dans sa partie moyenne, ce qui lui donne la forme d'un croissant dont la concavité regarde en arrière et en bas. — Ce bord postérieur recouvre l'antérieur, et c'est en s'écartant et en s'affaissant que se produit l'élargissement de l'orifice pour donner issue à l'urine.

Il y a là un mécanisme de soupape qui ne s'observe pas à l'anus,

— « soupape qui s'applique d'autant plus exactement sur l'orifice qu'elle obstrue, que la pression exercée sur elle est plus forte. » (Mercier, p. 49.)

Le jeu de cette soupape, dont la matière est musculaire et souple, est soumis à la volonté, et quand elle ne s'exerce pas, l'urine ne sort pas, parce qu'elle est fermée à l'état de repos.

Peut-on comprendre à présent que M. Laroyenne soutienne *« que le mouvement de valvule n'est pas nécessaire pour amener la rétention d'urine; qu'il suffit que le col vésical ait perdu sa structure et qu'il soit circonscrit par une tumeur quelconque? »*

Comment! à l'état sain, où les tissus sont souples, il faut une superposition des lèvres urétrales pour amener l'occlusion de l'orifice vésical, et à l'état pathologique la rétention serait occasionnée rien que par le contact de deux parois épaisses et dures! — Mais s'il en était ainsi, il n'y aurait d'autre différence avec le rectum que celle des sphincters : au lieu d'en avoir deux comme lui, il n'en aurait pas même un. L'orifice serait fermé par des tissus indurés et mal jointés, n'ayant par eux-mêmes aucune influence active. — Et si on observe combien on a de peine à retenir les matières fécales, pour peu qu'elles soient liquides et le besoin pressant, quelle peine n'aurait-on pas à retenir l'urine qui n'a pas, à beaucoup près, la même consistance ?

C'est donc, à n'en pas douter, à ce mouvement de soupape, de valve, de valvule…, etc., toutes expressions qui rappellent la même idée, que nous devons de ne pas perdre continuellement nos urines.

C'est M. Mercier qui, le premier, a découvert le secret de ce mécanisme, et je ne crois pas, comme le prétend M. Delore, qu'il soit *trop exclusif*, en lui faisant jouer un si grand rôle dans la production des rétentions.

Entrons à présent dans les détails pathologiques de l'hypertrophie prostatique.

Le développement de la glande n'est pas habituellement uniforme ni surtout régulier : il change donc les rapports des lobes entre eux, et modifie la forme de l'orifice vésical.

Étudions ces changements.

Supposons que les lobes latéraux s'accroissent l'un et l'autre et l'un autant que l'autre dans le sens vertical, comme le représente cette figure grossière (*fig.* 1) ; que résultera-t-il? — La portion

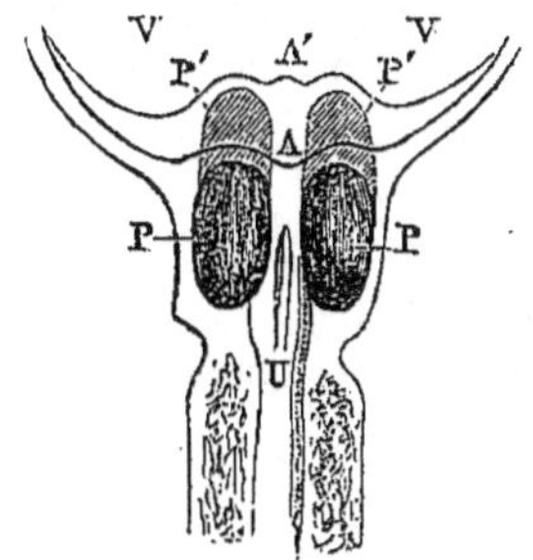

Fig. 1.

P P lobes latéraux de la prostate. — P′P′ lobes latéraux augmentés dans le sens vertical. — A col de la vessie. — A′ col de la vessie quand les lobes latéraux sont hypertrophiés dans le sens vertical. —V V vessie. — U urètre.

prostatique de l'urètre sera augmentée en longueur; le col vésical sera plus profond; mais l'excrétion urinaire ne sera pas modifiée sensiblement, parce que les rapports réciproques des parties qui forment le col vésical ne seront pas changés.

Si l'augmentation a lieu dans le sens antéro-postérieur (*fig.* 2), comme l'urètre n'augmente pas d'épaisseur ni en avant ni en ar-

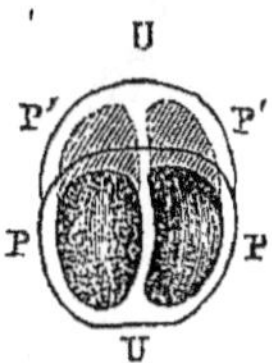

Fig. 2.

Coupe verticale à l'urètre. — P′P′ lobes latéraux augmentés dans le sens antéro-postérieur. — U U urètre.

rière, il en résultera que le canal sera d'autant plus large que l'hypertrophie dans ce sens sera plus considérable, et malgré cet élargissement, il y aura *difficulté* pour uriner, parce que la pression des deux lobes l'un contre l'autre sera plus grande.

C'est pour cette raison qu'on se sert avec plus d'avantage de sondes volumineuses chez les vieillards, malgré l'exiguïté du jet d'urine, et qu'il est dangereux d'employer chez eux de petites sondes, parce qu'elles viennent heurter et piquer les lobes saillants.

Ainsi donc, au lieu de rétrécir le canal, cette hypertrophie symétrique des deux lobes amène, au contraire, l'une une augmentation en longueur, l'autre une augmentation en largeur.

Mais, habituellement, le développement des lobes latéraux ne se fait pas à droite et à gauche au même degré, et il est difficile que la portion hypertrophiée d'un côté seulement s'élève verticalement dans la vessie sans se développer dans le sens transversal et surtout du côté de l'urètre (*fig.* 3), où toutes les contractions tendent

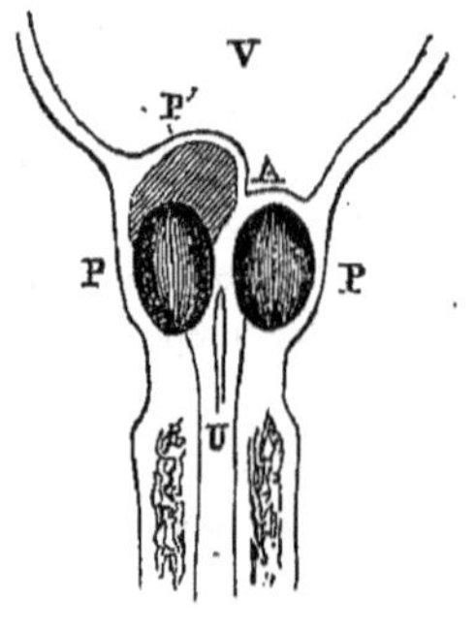

Fig. 3.

P' lobe latéral hypertrophié seul.

à l'amener. En dépassant ainsi le rebord opposé, elle oblitère plus ou moins l'orifice vésico-urétral et est cause de rétention. C'est là encore un mouvement de valvule.

Le même mécanisme a lieu quand l'hypertrophie occupe le centre et la face interne d'un seul lobe, parce que la paroi opposée à la partie hypertrophiée est refoulée (*fig.* 4). Dans ce dernier cas, non-seulement le canal est dévié latéralement, ce qui amène une

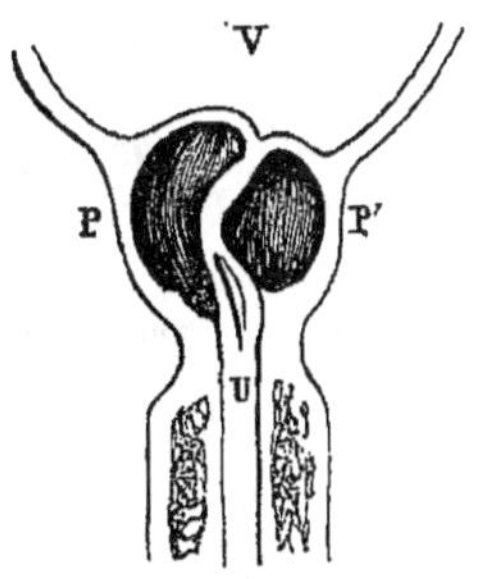

Fig. 4.

P lobe latéral refoulé au centre par l'hypertrophie centrale du lobe latéra opposé P'.

superposition, mais encore le bord de son orifice devient saillant et appuie sur la paroi opposée. Il y a rétention encore.

La rétention est bien plus certaine et complète si le lobe médian s'hypertrophie seul, car alors il porte en avant (*fig.* 5) le bord postérieur du col vésical, et forme au-dessus du canal une saillie

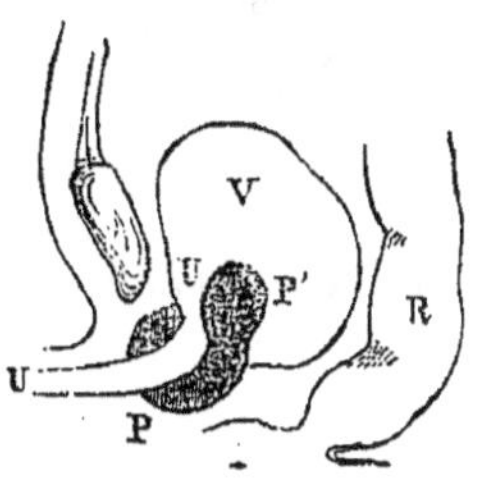

Fig. 5.

V vessie. — U urètre. — P prostate. — P' lobe médian hypertrophié.

valvulaire. Et comme la substance fibreuse intermédiaire aux différents lobes ne se développe pas, cette saillie prend la forme d'une tumeur qui oblitère comme une soupape l'orifice vésico-urétral.

Cette hypertrophie isolée est la plus fréquente, — et si les lobes latéraux, par un développement anormal, n'ont pas donné à l'ouverture vésicale un orifice plus grand, on comprend que la moindre tuméfaction de ce lobe occasionne une rétention.

On le voit, l'hypertrophie isolée ou plus saillante d'un seul lobe, latéral ou médian, amène de la difficulté ou de la rétention, et comme l'hypertrophie générale et symétrique est très-rare, il en résulte que la rétention, à ses différents degrés, est l'effet le plus habituel qu'on observe.

Je suppose à présent que les trois lobes s'hypertrophient à la fois; que résultera-t-il ?

Si le lobe médian s'accroît seulement du côté de la vessie, il n'en résultera rien. Mais, en augmentant de volume, cette portion écartera en arrière les bords latéraux et donnera à l'orifice une forme triangulaire. Il en résulte que, si les bords latéraux ont de la consistance et ne se mettent pas bien en contact, l'urine s'échappera involontairement.

L'incontinence peut encore être produite par la saillie, du côté du canal, des deux lobes latéraux, où ils représentent deux cônes tronqués (*fig.* 6.) adossés par leur sommet. Il se forme entre eux

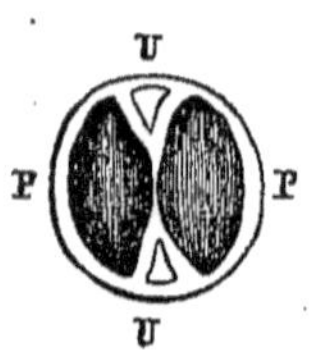

Fig. 6.

Coupe verticale. — P P lobes latéraux faisant l'un et l'autre saillie du côté du canal. — U U espace infundi-buliforme de l'urètre.

un infundibulum où s'engage l'urine qui ne peut être retenue par le malade. Que, dans cette condition, survienne une hyperthrophie de la portion susmontanale, et l'incontinence sera d'autant plus grande que l'écartement des lobes latéraux sera plus grand.

Ces effets sont d'une fatalité incontestable, et la question, réduite à l'observation directe, appartient à la physique ou à l'hydraulique, dont les lois régissent la forme du jet, sa force et les conditions où

Jpeut s'établir. — Un fontainier les connaît comme un médecin, et ce dernier n'a qu'à en faire l'application dans ce qui le regarde, — car *la loi est une.*

Ce n'est donc pas parce que la prostate est volumineuse qu'il existe de la rétention neuf fois sur dix, comme le dit M. Laroyenne, mais bien parce qu'elle prend neuf fois sur dix une forme particulière.

En formulant ainsi par des chiffres une observation vraie, il confirme son erreur, parce que *plus la glande est volumineuse également dans toutes ses parties, et plus l'incontinence, au contraire, est probable.*

Il se produit un autre effet qui, dans cette étude, tient le milieu entre la rétention et l'incontinence ; je veux parler du *regorgement.*

Pour M. Laroyenne et plus encore pour M. Delore, le mot a entraîné l'idée. « *Les malades présentent, disent-ils, 99 fois sur 100, d'abord de la difficulté à uriner ; puis une rétention complète ; puis de l'incontinence, qui n'est le plus souvent que du regorgement,* ».…. absolument comme un vase trop plein qui déborde !

Mais cette idée n'est vraie à aucun point de vue. Comment admettre que les causes qui amènent la rétention, en devenant plus puissantes, — provoquent l'incontinence ? Pour que les choses soient en rapport avec le mot, il faudrait au moins qu'à un certain niveau, le vase, — que représente ici la vessie, — eût une ouverture par où s'échappât le trop-plein. Or cette ouverture, qui n'est autre que l'orifice de l'urètre, se trouve à peu de chose près dans la partie la plus déclive, quand la vessie est pleine ; il n'est donc pas nécessaire que le niveau monté bien haut. — Et, si l'urine commence à sortir, pourquoi s'arrêterait-elle ? — Et puis, est-ce bien quand la vessie est pleine que le regorgement se manifeste ? Il a souvent lieu alors qu'il y a très-peu d'urine.

Que dans une fièvre grave, qu'après une fracture de la colonne vertébrale ou une altération profonde du système nerveux, la vessie paralysée se laisse distendre et que l'urine s'échappe par le fait seul de la distension de ses parois, il n'y a là rien que de très-ordinaire, et c'est ce qu'on peut appeler un écoulement par regorgement. Mais, si la vessie a toute sa contractilité, en est-i lde même? — Voilà bien des réflexions que n'ont certainement pas faites MM. Delore et Laroyenne.

Il y a là encore une étude locale à faire, et voici les conditions qui produisent cet effet :

« Supposez (dit M. Mercier, p. 293) un état moyen entre les circonstances qui favorisent l'incontinence et celles qui amènent la rétention, alors la vessie ne pourra se vider complétement ; mais aussi le col, soit en raison de la dilatation, soit en raison du peu de volume de l'obstacle, ou pour ces deux causes réunies, ne pourra retenir l'urine lorsqu'elle sera arrivée à un certain degré d'accumulation.

« Cela a lieu surtout lorsque la portion susmontanale écarte les lobes latéraux et ne forme en avant qu'une saillie peu prononcée qui, lorsque la distension de la vessie la tire en arrière, ne ferme plus qu'incomplétement l'orifice de l'urètre. »

Cette étude, créée de toutes pièces par M. Mercier, nous donne, comme on voit, une explication satisfaisante de tous les phénomènes que nous observons chez les vieillards atteints d'hypertrophie de la prostate. C'est, on peut le dire, de la *chirurgie positiviste*, où rien n'est avancé qui ne soit basé d'abord sur les lois établies de l'écoulement des liquides et prouvé par l'autopsie.

La pièce pathologique que nous avions sous les yeux était un problème à résoudre. J'en ai cherché la solution en me basant sur les données que je viens de développer. J'ai dit : — que le malade n'avait pas eu de rétention d'urine, mais seulement de la difficulté pour uriner ; — que, si la rétention avait existé, elle avait été accidentelle (p. 84, loc. cit.) et momentanée, car elle n'avait laissé sur la pièce aucune trace de son existence.

Cette assertion a paru bien hardie et a été bien vite rejetée comme une « erreur », quand M. Delore nous eut donné les renseignements relatés plus haut. Aussi m'a-t-il fallu toute la foi dont j'étais capable, et la force que donne ce qu'on croit LA VÉRITÉ, pour ne pas faiblir devant la conviction qu'elle a entraînée au premier moment quand M. Laroyenne s'est écrié : « Voilà où a conduit la théorie ! Le malade devait uriner forcément seul, et il se confirme qu'il n'urinait pas (p. 85) ! »

Pour plus de sûreté cependant,— puisque je ne pouvais contrôler

l'autopsie par les détails de la vie donnés par M. Delore, j'en ai référé
à M. Mercier lui-même, à qui j'ai envoyé la pièce. — Voici la ré-
ponse. . . . .

« Pour ce qui est de mon opinion que vous désirez connaître, la
« voici : Vous avez eu raison, vous, en soutenant que cette forme
« d'hypertrophie est peu propre à la production d'une rétention
« complète ; et, en l'absence de renseignements, vous en donnez
« la meilleure preuve : c'est la faible hypertrophie de la tunique
« charnue de la vessie, si on la compare au temps qu'une pareille
« hypertrophie prostatique a mis à se développer ; c'est la faible
« saillie des colonnes charnues ; c'est l'état de la muqueuse elle-
« même, l'absence d'alvéoles....., etc. Mais je crois aussi qu'il y a
« eu finalement une rétention complète, et ce qui démontre que le
« cathétérisme a été nécessaire, ce sont les fausses routes qui
« arrivent l'une sous le trigone et l'autre dans la vessie (1).

« Je vous signalerai, en passant, l'obliquité de cette dernière
« qui n'aurait pas permis à l'urine de sortir, fait qu'on a cru ob-
« server parfois et qui a même donné lieu à une méthode préten-
« due curative.

« Pour revenir à cette rétention, elle me paraît s'expliquer
« encore par un mécanisme de soupape.

« Remarquez bien que l'orifice urétral représente une fente
« antéro-postérieure dont les bords latéraux dépassent de beau-
« coup le niveau du trigone. Dans ce cas, ce ne serait plus le lobe
« moyen qui s'inclinerait en avant : il ne le peut pas ; mais les
« bords latéraux qui, lorsque l'urine fait effort pour sortir, se-
« raient poussés l'un vers l'autre, comme les portes d'une écluse.
« — Remarquez bien encore que ce mécanisme a dû être favorisé
« pendant la vie par un état dont souvent nous ne retrouvons plus

(1) Dans la discussion qui s'est élevée au sujet de cette pièce anatomique,
M. Laroyenne a prétendu avoir fait lui-même ces fausses routes en l'examinant et
en recherchant la loge du calcul (myolithe) dont j'ai parlé dans l'observation nécroscopique. Mais il faut croire que son examen n'eût pas porté sur la région
diamétralement opposée au siége que j'avais indiqué, s'il n'eût déjà trouvé là une
cavité..... qu'il a peut-être augmentée ! — Il est plus vraisemblable d'admettre
qu'elles sont le résultat de cathétérismes malheureux faits par le malade lui-
même, qui « se sondait de préférence, à ce que nous a dit M. Delore, avec
des sondes droites. »

« de traces après la mort, surtout quand la pièce a macéré : je
« veux parler d'une congestion sanguine qui se manifeste pendant
« la vie par les hémorrhagies abondantes dont sont fréquemment
« suivies les fausses routes dans ces parties naturellement peu
« vasculaires.

« Or, vous avez deux valves assez saillantes dans la vessie ; sup-
« posez que sous l'influence d'efforts nécessités par une simple
« gêne pour uriner, ou sous l'influence de libations copieuses ou
« simplement d'un retard volontaire et trop prolongé pour satis-
« faire au besoin d'uriner, la congestion, la tuméfaction sanguine
« soit venue s'ajouter à la saillie préexistante des lèvres de l'ori-
« fice, et vous comprendrez de suite comment l'urine, en faisant
« effort pour sortir, n'a pu qu'appliquer plus exactement ces valves
« l'une contre l'autre.

« Vous trouverez à la page 192 du volume de mes *Recherches*,
« publié au commencement de 1841, le pendant, quoique moins
« développé, de cette pièce. Cette observation, qui est complète,
« offrait la même disposition ; seulement les lèvres s'étendaient
« moins en avant. Vous verrez, en la lisant, que si elle prouve la
« possibilité de la rétention en pareil cas, elle prouve aussi l'*ins-
« tabilité* de cette rétention. ». . . . .

. . . .

L'opinion de M. Mercier est, comme on le voit, identique à la
mienne, en tant qu'il s'agit d'un état permanent.

Il croit à la possibilité d'une rétention momentanée, et il l'explique par la pression des bords latéraux favorisée accidentelle-
ment par de la congestion. — Mais la congestion n'étant que pas-
sagère et n'appartenant qu'au vivant, elle n'avait point d'importance dans ma démonstration exclusivement anatomique. — C'était
à M. Delore de nous éclairer sur ce point, puisqu'il avait soigné le
malade !

Avant de terminer, je m'élève encore contre cette assertion de
M. Laroyenne que « *tous les malades qui ont une altération de
la prostate finissent par succomber au bout d'un temps va-
riable, mais toujours assez limité* (p. 85.) »

Ils meurent comme tout le monde, hélas ! mais non parce qu'ils
ont une prostate plus grosse. Le volume de la glande n'est pas in-

compatible avec la vie ; elle se développe d'ailleurs, sans douleur, à l'insu du malade lui-même.

Ce qui les fait mourir, c'est l'inflammation des organes urinaires causée par la rétention d'urine ; c'est le catarrhe vésical qui les affaiblit peu à peu ; ce sont les congestions répétées qui les font souffrir ; ce sont les fausses routes qui sont souvent le point de départ d'une infection putride ou d'autres désordres.

Quand ils sont sondés avec ménagement ; quand ils ont soin de donner en temps opportun une issue facile et complète à l'urine ; quand, par des injections répétées, ils lavent la vessie pour la débarrasser des mucosités qui s'accumulent souvent dans le bas-fond ; — ils rentrent alors dans la vie commune ; ils ne souffrent pas, et ils vivent ce qu'ils ont à vivre.

Nous devons à M. Mercier de pouvoir donner cette douce satisfaction aux vieillards, — que si nous ne guérissons pas l'hypertrophie de la prostate, nous en empêchons au moins les fâcheuses conséquences.

Paris. — Impr. Ad. Lainé et Havard, rue des Saints-Pères, 19.